Cyrus magnétiseur

Les Bienfaits du Magnétisme

ISBN: 9798321233771

© Editions Cyrus 2024

Dépôt légal : 2024

Conception graphique : Cyrus Vella

Ce livre a été générée à l'aide d'une IA.

Cyrus magnétiseur

Les Bienfaits du Magnétisme

Une Approche Holistique pour la Santé et le Bien-être

Ce livre a été écrit à l'aide d'une intelligence artificielle, de mon expérience et de mon expertise de magnétiseur.

Cyrus magnétiseur, guérisseur, coupeur de feu.

Table des matières

- Récits de personnes ayant bénéficié des bienfaits du magnétisme

- Cas de guérison et d'amélioration de la qualité de vie

Introduction

Dans cet e-book, nous explorerons les nombreux bienfaits du magnétisme, une pratique ancienne qui utilise les forces énergétiques pour favoriser la guérison et le bien-être. Ce livre est écrit par un magnétiseur expérimenté, qui partage ses connaissances et son expertise dans le domaine. Que vous soyez novice en la matière ou que vous souhaitiez approfondir vos connaissances, ce guide vous fournira des informations précieuses sur les bienfaits du magnétisme et son application dans votre vie quotidienne.

Chapitre 1 :

Qu'est-ce que le magnétisme ?

Le magnétisme est une pratique ancienne qui remonte à des milliers d'années. Il s'agit d'une méthode de guérison qui utilise les forces énergétiques pour favoriser la santé et le bien-être. Cette pratique repose sur l'idée que tout dans l'univers est composé d'énergie, y compris le corps humain. Le magnétisme consiste à canaliser cette énergie pour équilibrer les champs énergétiques du corps, éliminer les blocages et favoriser la guérison.

Le magnétisme est souvent associé à l'aimantation, qui est la capacité d'un aimant à attirer ou à repousser des objets. Cependant, le magnétisme tel que nous le connaissons aujourd'hui est beaucoup plus complexe et implique une interaction entre l'énergie humaine et l'énergie environnementale.

Le magnétisme animal est l'une des formes les plus courantes de magnétisme. Il a été découvert par Franz Mesmer, qui a développé la théorie du magnétisme animal au XVIIIe siècle. Selon Mesmer, le magnétisme animal est une force invisible qui peut être transmise d'une personne à une autre par le biais de passes magnétiques ou d'impositions des mains.

Le magnétisme terrestre est une autre forme de magnétisme qui est liée à la terre. Il s'agit de l'énergie magnétique qui émane de la terre et qui peut être ressentie par les êtres humains. Le magnétisme terrestre est souvent utilisé en combinaison avec le magnétisme animal pour favoriser la guérison.

Dans les prochains chapitres, nous explorerons les principes fondamentaux du magnétisme et les techniques de base pour le pratiquer. Nous verrons également comment le magnétisme peut être utilisé pour améliorer la santé et le bien-être, ainsi que les bienfaits du magnétisme sur la santé physique, émotionnelle et mentale. Nous partagerons également des témoignages de personnes qui ont bénéficié des bienfaits du magnétisme et des conseils pour l'utiliser dans votre vie quotidienne.

Chapitre 2

Les bases de la pratique du magnétisme

Maintenant que vous comprenez ce qu'est le magnétisme, il est temps de découvrir les bases de sa pratique. Le rôle du magnétiseur est de canaliser l'énergie pour aider à équilibrer les champs énergétiques du corps et favoriser la guérison. Pour ce faire, le magnétiseur doit développer une certaine sensibilité énergétique et maîtriser les techniques de base du magnétisme.

Le magnétiseur doit être une personne empathique, à l'écoute et capable de créer une connexion avec les autres. Il doit être capable de ressentir l'énergie du corps et de la canaliser de manière appropriée. Le magnétiseur doit également être capable de se concentrer et de se connecter à l'énergie environnante.

Les techniques de base du magnétisme incluent les passes magnétiques et l'imposition des mains. Les passes magnétiques consistent à déplacer les mains le long du corps de la personne pour équilibrer les champs énergétiques. L'imposition des mains consiste à poser les mains sur le corps de la personne pour transmettre l'énergie.

Le développement de la sensibilité énergétique est une compétence clé pour les magnétiseurs. Cela implique de se connecter à l'énergie environnante et de la ressentir dans son propre corps. Le magnétiseur doit être capable de ressentir les blocages énergétiques et de les éliminer pour favoriser la guérison.

Il existe plusieurs façons de développer la sensibilité énergétique, telles que la méditation, le yoga, la respiration profonde et la visualisation. Le magnétiseur doit également être capable de se connecter à son propre flux d'énergie et de le réguler. Cela peut être fait en pratiquant des exercices de respiration et de visualisation pour équilibrer les chakras et les méridiens.

En résumé, le rôle du magnétiseur est de canaliser l'énergie pour équilibrer les champs énergétiques du corps et favoriser la guérison. Les techniques de base du magnétisme incluent les passes magnétiques et l'imposition des mains. Le développement de la sensibilité énergétique est une compétence clé pour les magnétiseurs. En pratiquant la méditation, le yoga, la respiration profonde et la visualisation, le magnétiseur peut développer sa sensibilité énergétique et devenir un praticien efficace.

Chapitre 3

Les bienfaits du magnétisme sur la santé

Le magnétisme est une pratique holistique qui peut offrir de nombreux bienfaits pour la santé physique, mentale et émotionnelle. En utilisant les techniques de magnétisme pour équilibrer les champs énergétiques du corps, il est possible de soulager la douleur, d'accélérer la guérison, de renforcer le système immunitaire, de réduire le stress et l'anxiété, d'améliorer le sommeil et la vitalité, et de favoriser l'équilibre émotionnel et mental.

1. Soulagement de la douleur et accélération de la guérison

Le magnétisme peut aider à soulager la douleur et à accélérer la guérison en équilibrant les champs énergétiques du corps. En utilisant des passes magnétiques et l'imposition des mains, le magnétiseur peut aider à éliminer les blocages énergétiques qui peuvent causer de la douleur et de l'inconfort. Le magnétisme peut également aider à stimuler la circulation sanguine et à améliorer la réponse inflammatoire, ce qui peut accélérer le processus de guérison.

2. Renforcement du système immunitaire

Le magnétisme peut aider à renforcer le système immunitaire en équilibrant les champs énergétiques du corps. En utilisant des techniques de magnétisme, le magnétiseur peut aider à stimuler le système lymphatique, ce qui peut aider à éliminer les toxines et à renforcer le système immunitaire. Le magnétisme peut également aider à réduire le stress et l'anxiété, ce qui peut affaiblir le système immunitaire.

3. Réduction du stress et de l'anxiété

Le magnétisme peut aider à réduire le stress et l'anxiété en équilibrant les champs énergétiques du corps. En utilisant des techniques de magnétisme, le magnétiseur peut aider à favoriser la relaxation et à réduire les tensions musculaires, ce qui peut aider à réduire le stress et l'anxiété. Le magnétisme peut également aider à équilibrer les hormones et à réguler les émotions.

4. Amélioration du sommeil et de la vitalité

Le magnétisme peut aider à améliorer le sommeil et la vitalité en équilibrant les champs énergétiques du corps. En utilisant des techniques de magnétisme, le magnétiseur peut aider à favoriser la relaxation et à réduire les tensions musculaires, ce qui peut aider à améliorer la qualité du sommeil. Le magnétisme peut également aider à stimuler le système nerveux et à améliorer la circulation sanguine, ce qui peut aider à augmenter les niveaux d'énergie et de vitalité

5. Équilibre émotionnel et mental

Le magnétisme peut aider à favoriser l'équilibre émotionnel et mental en équilibrant les champs énergétiques du corps. En utilisant des techniques de magnétisme, le magnétiseur peut aider à équilibrer les émotions et à réguler les pensées, ce qui peut aider à améliorer la clarté mentale et la concentration. Le magnétisme peut également aider à réduire les symptômes de dépression et d'anxiété, ce qui peut favoriser l'équilibre émotionnel et mental.

En résumé, le magnétisme offre de nombreux bienfaits pour la santé physique, mentale et émotionnelle. En utilisant des techniques de magnétisme pour équilibrer les champs énergétiques du corps, il est possible de soulager la douleur, d'accélérer la guérison, de renforcer le système immunitaire, de réduire le stress et l'anxiété, d'améliorer le sommeil et la vitalité, et de favoriser l'équilibre émotionnel et mental.

Chapitre 4

Le magnétisme et les autres approches de santé

Le magnétisme peut être utilisé en complément d'autres approches de santé, telles que la médecine conventionnelle, l'acupuncture, le reiki et d'autres thérapies énergétiques.

1. Complémentarité avec la médecine conventionnelle

Le magnétisme peut être utilisé en complément de la médecine conventionnelle pour aider à soulager les symptômes et à accélérer le processus de guérison. Par exemple, le magnétisme peut être utilisé pour aider à réduire la douleur et l'inflammation associées à une blessure ou à une maladie, ce qui peut aider à améliorer la qualité de vie d'une personne pendant qu'elle reçoit des traitements médicaux conventionnels.

2. Synergie avec d'autres thérapies énergétiques

Le magnétisme peut également être utilisé en synergie avec d'autres thérapies énergétiques, telles que l'acupuncture et le reiki. En combinant ces thérapies, il est possible d'équilibrer les champs énergétiques du corps de manière plus complète et de favoriser une guérison plus profonde. Par exemple, l'acupuncture peut aider à équilibrer les méridiens d'énergie dans le corps, tandis que le magnétisme peut aider à équilibrer les champs énergétiques globaux du corps.

3. Utilisation du magnétisme dans les soins palliatifs

Le magnétisme peut être utilisé dans les soins palliatifs pour aider à soulager la douleur et à améliorer la qualité de vie des personnes atteintes de maladies graves ou en phase terminale. En utilisant des techniques de magnétisme pour équilibrer les champs énergétiques du corps, il est possible de réduire la douleur, l'anxiété et la dépression associées à ces maladies. Le magnétisme peut également aider à favoriser la relaxation et à améliorer la qualité du sommeil, ce qui peut aider à améliorer la qualité de vie globale d'une personne.

En résumé, le magnétisme peut être utilisé en complément d'autres approches de santé, telles que la médecine conventionnelle, l'acupuncture, le reiki et d'autres thérapies énergétiques. En combinant ces thérapies, il est possible d'équilibrer les champs énergétiques du corps de manière plus complète et de favoriser une guérison plus profonde. Le magnétisme peut également être utilisé dans les soins palliatifs pour aider à soulager la douleur et à améliorer la qualité de vie des personnes atteintes de maladies graves ou en phase terminale.

Chapitre 5 :

Application du magnétisme dans la vie quotidienne

Le magnétisme peut être utilisé dans la vie quotidienne pour favoriser la santé et le bien-être. Dans ce chapitre, nous allons explorer les différentes façons d'appliquer le magnétisme dans votre vie quotidienne.

1. Auto-traitement et pratiques d'auto-guérison

Le magnétisme peut être utilisé pour l'auto-traitement et les pratiques d'auto-guérison. En utilisant des techniques simples de magnétisme, vous pouvez équilibrer vos propres champs énergétiques et favoriser votre propre guérison. Par exemple, vous pouvez utiliser des passes magnétiques sur votre propre corps pour aider à soulager la douleur et l'inflammation, ou vous pouvez utiliser l'imposition des mains pour favoriser la relaxation et la détente.

2. Utilisation des aimants et des pierres magnétiques

Les aimants et les pierres magnétiques peuvent également être utilisés dans la vie quotidienne pour favoriser la santé et le bien-être. Les aimants peuvent être utilisés pour soulager la douleur et l'inflammation, tandis que les pierres magnétiques peuvent être utilisées pour équilibrer les champs énergétiques du corps. Par exemple, vous pouvez porter des bijoux en pierres magnétiques pour équilibrer vos chakras, ou vous pouvez placer des aimants sur des points spécifiques de votre corps pour soulager la douleur.

3. Magnétisme et alimentation : choix des aliments magnétiques

Le magnétisme peut également être utilisé pour guider vos choix alimentaires. Certains aliments sont considérés comme étant « magnétiques » en raison de leur teneur en nutriments et en énergie. En choisissant des aliments magnétiques, vous pouvez favoriser votre santé et votre bien-être. Par exemple, les aliments riches en fer, en magnésium et en vitamines B sont considérés comme étant des aliments magnétiques, car ils peuvent aider à équilibrer les champs énergétiques du corps.

En résumé, le magnétisme peut être utilisé dans la vie quotidienne pour favoriser la santé et le bien-être. Vous pouvez pratiquer l'auto-traitement et les pratiques d'auto-guérison, utiliser des aimants et des pierres magnétiques, et faire des choix alimentaires éclairés en fonction des aliments magnétiques. En utilisant ces techniques simples, vous pouvez équilibrer vos champs énergétiques et favoriser votre propre guérison.

Témoignages

Je tiens à fournir un excellent service à chacun de mes clients, afin d'obtenir les meilleurs résultats. Si vous êtes curieux de découvrir leurs commentaires, je vous invite à jeter un œil aux témoignages ci-dessous. Mes clients me font confiance et aiment travailler avec moi. Contactez-moi et rejoignez la liste de mes clients satisfaits.

T. 50 ans atteint d'une maladie dégénérative, il marchait avec une canne, il a fait plusieurs séances de magnétisme et même son kinésithérapeute a trouvé une amélioration

C. 45 ans Il avait eu un accident de moto, il avait perdu ses jambes, il avait besoin d'une séance pour mieux dormir et surtout soulager ses douleurs de membres fantômes.

T. 50 ans Il voulait faire un rééquilibrage énergétique, il se sentait fatigué, il a fait appel à mes services. Après la séance, les effets se sont fait ressentir, il dort mieux et à retrouver sa vitalité.

G.78 ans. Elle a eu beaucoup de traumatisme dans sa vie, elle est suivie par un hypno thérapeute. Elle désirait faire plusieurs séances pour soulager ses traumatismes. Elle a eu de bons résultats, elle revit.

Conclusion

En concluant cet e-book, nous souhaitons partager avec vous les merveilleux bienfaits du magnétisme et comment il peut contribuer à votre santé et à votre bien-être. Que vous souffriez de douleurs chroniques, de stress ou que vous cherchiez simplement à améliorer votre qualité de vie, le magnétisme peut être une approche holistique efficace. Nous espérons que ce livre vous a fourni des informations précieuses et vous a inspiré à explorer davantage cette pratique passionnante.

Remerciement

Je remercie mon entourage(ma famille, mes amis..) qui m'encourage dans mes projets d'écriture.